Ritesh Fule
Shriya Pande

Progresso e aplicações de nanofibras à base de colagénio na cicatrização de feridas

Ritesh Fule
Shriya Pande

Progresso e aplicações de nanofibras à base de colagénio na cicatrização de feridas

Do laboratório à clínica: Revolucionando o tratamento de feridas

ScienciaScripts

Imprint

Any brand names and product names mentioned in this book are subject to trademark, brand or patent protection and are trademarks or registered trademarks of their respective holders. The use of brand names, product names, common names, trade names, product descriptions etc. even without a particular marking in this work is in no way to be construed to mean that such names may be regarded as unrestricted in respect of trademark and brand protection legislation and could thus be used by anyone.

Cover image: www.ingimage.com

This book is a translation from the original published under ISBN 978-620-8-01280-9.

Publisher:
Sciencia Scripts
is a trademark of
Dodo Books Indian Ocean Ltd. and OmniScriptum S.R.L publishing group

120 High Road, East Finchley, London, N2 9ED, United Kingdom
Str. Armeneasca 28/1, office 1, Chisinau MD-2012, Republic of Moldova, Europe
Printed at: see last page
ISBN: 978-620-8-11455-8

PROGRESSOS E APLICAÇÕES DE PRODUTOS À BASE DE COLAGÉNIO

NANOFIBRAS NA CICATRIZAÇÃO DE FERIDAS

SHRIYA PANDE, RITESH FULE

DEPARTAMENTO DE CIÊNCIAS FARMACÊUTICAS, DADASAHEB

BALPANDE COLLEGE OF PHARAMCY, RTMN NAGPUR UNIVERSITY,

BESA, NAGPUR- 440037.

EMAIL- DRRITESHFULE1984@GMAIL.COM

RESUMO

O colagénio é a proteína mais abundante no corpo humano. Desempenha um papel significativo na manutenção da integridade estrutural e da coerência biológica da matriz extracelular e fornece suporte físico aos tecidos. Pode ser encontrado na maioria dos tecidos duros e moles do corpo humano e, por isso, é importante para a engenharia de tecidos e um candidato ideal para aplicações em pensos para feridas. Neste capítulo é explorado o fascinante domínio das nanofibras de colagénio electrofiadas em aplicações de pensos para feridas. Apresentamos uma discussão detalhada sobre a estrutura, propriedades e funções do colagénio nativo. O desenvolvimento de nanofibras de colagénio é descrito, com uma análise das fontes de colagénio e dos métodos de extração utilizados. O capítulo também discute a caraterização destes materiais e os benefícios das nanofibras de colagénio em termos de biocompatibilidade, biodegradabilidade, estrutura e eficácia na cicatrização de feridas, com uma revisão abrangente da literatura. Os desafios e as desvantagens associados às nanofibras de colagénio também são destacados.

Palavras-chave: colagénio, nanofibras; electrospinning; penso para feridas; biocompatibilidade.

1. INTRODUÇÃO

A cicatrização de feridas é um processo dinâmico e complicado que envolve uma sucessão de processos biológicos. Estes iniciam-se devido a uma lesão e progridem para a reparação da ferida com o crescimento de novos tecidos/células.[1] Em condições normais, as feridas cicatrizam através de quatro fases: hemostase, inflamação, proliferação e remodelação dos tecidos (Figura 19-1).[2] O processo de cicatrização de feridas começa com a hemostase, em que a formação de coágulos de fibrina actua como um fecho físico para reter a humidade na ferida.[3,4] Na fase inflamatória subsequente, as citocinas são libertadas pelos tecidos danificados e atraem os leucócitos.[5] Estes secretam uma série de factores de crescimento, biomoléculas inflamatórias e enzimas.[6] A fase de proliferação requer o desenvolvimento de novos vasos sanguíneos (angiogénese), a formação de tecido granular, a síntese de componentes da matriz extracelular (MEC), a cobertura da superfície epitelial desnudada (epitelização) e a contração da ferida.[2,7] A restauração é a fase final do processo de cicatrização, em que o excesso de formação de tecido granular e a abundância de colagénio levam ao aparecimento de cicatrizes e aumentam a resistência à tração do tecido.[8] Em condições normais, a velocidade de cicatrização das feridas depende da extensão e da profundidade do dano tecidular. No entanto, o envelhecimento pode prolongar a fase inflamatória da cicatrização de feridas cutâneas, aumentando a presença de espécies reactivas de oxigénio, o que leva a uma maior degradação das proteínas. A situação é pior nos doentes diabéticos, uma vez que uma variedade de processos bioquímicos retardam ainda mais o processo de cicatrização das feridas.[9]

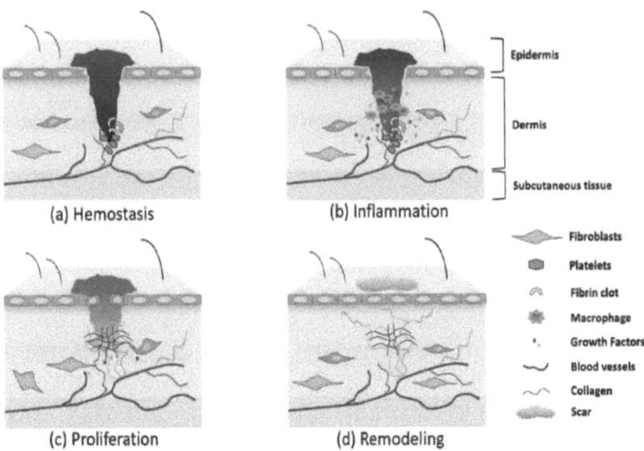

Figura 1 Ilustração que representa as quatro fases da cicatrização de feridas: (a) hemostase, (b) inflamação, (c) proliferação e (d) remodelação.

O tratamento adequado das feridas continua a ser um desafio devido à complexidade do processo de cicatrização: as alterações em qualquer um dos principais processos ou constituintes resultam em resultados adversos que se agravam quando um doente sofre de outras doenças externas ou internas. Assim, desde a antiguidade, foram desenvolvidos pensos para minimizar a hemorragia, ajudar na absorção do exsudado e promover coletivamente a cicatrização de feridas. Os pensos para feridas incluem diferentes materiais para cobrir fisicamente os locais das feridas. Os pensos convencionais, incluindo gaze, ligaduras, esponjas e pensos passivos, abordam a primeira fase da cicatrização de feridas, fornecendo uma barreira física para evitar a perda excessiva de sangue e prevenir infecções.[10] Além disso, mantêm um ambiente favorável à cicatrização de feridas, incluindo a manutenção do local quente e húmido.[3,4] Nos últimos anos, surgiram produtos avançados, com caraterísticas que incluem:[11]

- Fornecer hidratação para feridas secas ou dessecadas

- Remoção do excesso de exsudado

- Troca eficiente de gases

- Propriedades antimicrobianas

- Resistência à tração compatível com o tecido saudável

- Proporcionar um ambiente húmido e quente

- Utilização fácil com pouca ou nenhuma dor durante a aplicação e remoção

- Biodegradabilidade

- Relação custo-eficácia

Estas caraterísticas permitem que um penso seja compatível com os tecidos nativos, permitindo que as interações celulares desejáveis contribuam para a formação de novos tecidos.[1] Para atingir este objetivo, os biomateriais desempenham um papel importante. Um biomaterial pode ser definido como "qualquer substância ou combinação de substâncias, com exceção de medicamentos, de origem sintética ou natural, que pode ser utilizada durante qualquer período de tempo, que aumenta ou substitui parcial ou totalmente qualquer tecido, órgão ou função do corpo, a fim de manter ou melhorar a qualidade de vida do indivíduo", de acordo com os Institutos Nacionais de Saúde dos EUA. [2th]Desde meados do século XIX, a utilização de materiais poliméricos de base biológica em pensos para feridas tem sido praticada. Os biopolímeros têm propriedades como a biodegradabilidade, a biocompatibilidade, a bioabsorção, a baixa antigenicidade, a baixa toxicidade e a imunogenicidade, e são renováveis.[3] Além disso, muitos têm atributos adicionais, tais como actividades antibacterianas, antifúngicas e anti-inflamatórias que ajudam o processo de cicatrização de feridas. Consequentemente, os polímeros naturais, como a gelatina, o quitosano, o alginato, o colagénio, a celulose e o hialuronano, ganharam muita atenção no domínio da cicatrização de feridas e da engenharia de tecidos.[1,3] No entanto, a biodegradação dos biopolímeros, que resulta numa redução da resistência mecânica, constitui uma grande desvantagem da sua utilização em suportes para a cicatrização de feridas. Por conseguinte, são frequentemente combinados com polímeros sintéticos para proporcionar melhores propriedades mecânicas.

Existe uma gama de métodos diferentes que podem ser utilizados para o fabrico de pensos para feridas, tais como a liofilização, a separação de fases, a formação de espuma de gás e a moldagem por solvente. Destes, a técnica de electrospinning é particularmente promissora. Esta técnica produz fibras à escala nanométrica que podem ser modificadas conforme necessário para fornecer as funcionalidades requeridas para aplicações de pensos para feridas. A mistura de polímeros naturais e sintéticos para otimizar as propriedades mecânicas de um penso é facilmente conseguida com a electrofiação, e a abordagem é ideal para estudos laboratoriais, uma vez que são necessárias apenas pequenas quantidades de polímeros. Um andaime de biopolímero electrospun para cicatrização de feridas oferece um modelo adequado para o crescimento celular, uma vez que possui uma elevada relação área de superfície/volume, resistência mecânica ajustável, porosidade e a capacidade de ser funcionalizado.[4–6] Nas últimas duas décadas, muitos biopolímeros foram incorporados em suportes electrospun para a cicatrização de feridas, com um interesse significativo nos sistemas à base de colagénio.[16,17] Este capítulo abordará a importância dos pensos nanofibrosos para feridas à base de colagénio, explicando a funcionalidade do colagénio, os processos para o seu isolamento, o fabrico e a caraterização das fibras, a avaliação da biocompatibilidade e a bioatividade. Também consideraremos os desafios e as perspectivas futuras neste campo de investigação.

1.1 O colagénio e o seu papel na cicatrização de feridas

1.1.1 Estrutura e distribuição

A palavra "colagénio" significa cola em grego.[7] O colagénio é constituído principalmente pelos aminoácidos glicina (~35%) e prolina (~12%), com quantidades quase equimolares de aminoácidos ácidos e básicos[8] e uma estrutura helicoidal tripla com uma ligação de hidrogénio entre cadeias por tripeptídeo (Figura 19-2). Esta ligação de hidrogénio forma-se entre o grupo amina da glicina e o grupo carbonilo de um amino/iminoácido na posição "X".[9] O colagénio representa cerca de um quarto do conteúdo total de proteínas na maioria dos animais, o que faz dele o tipo de proteína mais abundante encontrado no corpo. Vários estudos indicam que existem 29 tipos de colagénios (do tipo I ao XXIX) nos vertebrados.[10] Podem ser classificados em dois grupos: fibrilares e não fibrilares.

O colagénio fibrilar forma fibras delgadas, dando origem a uma estrutura estriada em cruz com repetições em bandas transversais. Constituem a maior parte dos colagénios presentes no corpo humano (~90%), sendo os tipos I, II, III e V predominantes nos tecidos conjuntivos da pele. Por outro lado, o colagénio não fibrilar constitui apenas ~10% do conteúdo total e é específico da estrutura e localização, sendo um componente importante de muitos órgãos. Os tipos IV e XVIII estão presentes na membrana basal da pele.[3,7,10] A estrutura química do colagénio é apresentada na Figura 19-3.

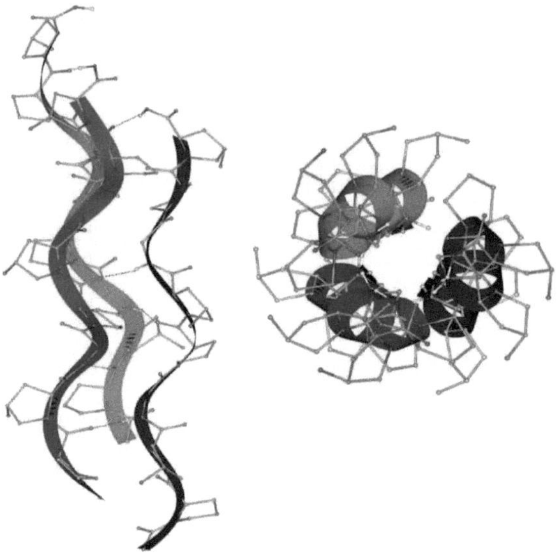

Figura 2 A estrutura helicoidal tripla do colagénio. Existe uma ligação de hidrogénio entre cadeias por cada tripeptídeo. As três fitas de cores diferentes mostram a sequência (Gly-Pro-Hyp)3. Reproduzido com permissão de Bansal et al., 2008.

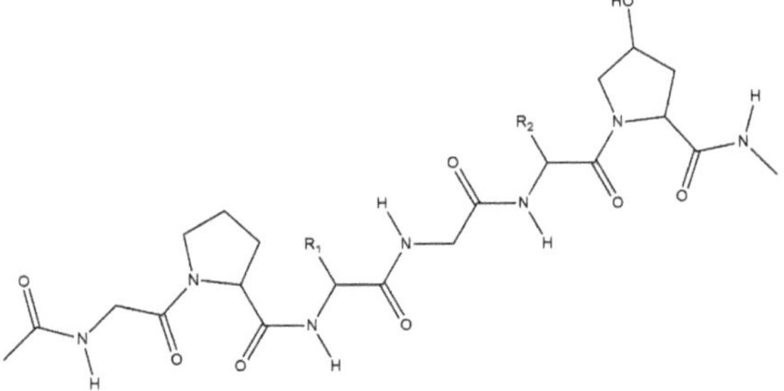

Figura .3 Estrutura química do colagénio tipo I.

Uma caraterística fundamental do colagénio é a sua capacidade de proteger o tecido contra danos mecânicos, devido à sua elevada resistência à tração e ao rasgamento. A resistência às forças mecânicas aumenta com a idade da fibra e a capacidade de reticulação, em que o colagénio se liga aos elementos da MEC e confere integridade estrutural.[10] O colagénio é insolúvel em água e resistente a enzimas proteolíticas como a tripsina. No entanto, a solubilidade em água aumenta geralmente na presença de Na^+, K^+, SO^{2-}, e em soluções de NaCl.[10] A degradação do colagénio ocorre na gama de temperaturas de 5 a 50 C, dependendo do tipo estrutural e das condições de reação, pelo que a consistência e a viscosidade variam com a temperatura e na presença de diferentes soluções.[11] O colagénio pode ligar-se a ligandos de diferentes origens, tanto de forma específica como não específica. Esta capacidade de ligação ajuda a mediar a transmissão de sinais celulares, proporcionando propriedades mecânicas desejáveis, respostas imunitárias melhoradas e maior biodegradabilidade.[12] Todos estes factores conduziram ao fabrico de uma miríade de biomateriais à base de colagénio.[13]

1.1.2. O colagénio no processo de cicatrização de feridas

O colagénio proporciona um ambiente adequado para o crescimento celular, mantendo a resistência mecânica e a elasticidade. Verificou-se que as fibrilas de colagénio podem permanecer numa conformação fechada no tecido lesionado, o que expõe os seus locais de ligação a células/ligandos ao contacto com o sangue, promovendo o processo de cicatrização de feridas.[14] Isto ocorre na fase inicial da cicatrização de feridas, em que o colagénio na ferida desencadeia os processos de coagulação. Os tipos I e IV de colagénio actuam como mediadores da inflamação, atraindo neutrófilos e aumentando a fagocitose e a resposta imunitária.[13] A taxa de cicatrização é altamente dependente do equilíbrio entre a síntese e a degradação do colagénio. A fase inflamatória pode ser prolongada devido a um desequilíbrio neste equilíbrio, de tal forma que predomina a degradação do colagénio. Isto ocorre devido a um desequilíbrio na relação entre as metaloproteases da matriz

(MMP)/inibidores tecidulares das metaloproteinases (TIMP), o que faz com que o colagénio recém-formado seja quebrado em fragmentos. As MMPs clivam substratos proteicos, enquanto os TIMPs regulam a migração celular na cicatrização de feridas. A gelatina formada após a clivagem do colagénio desactiva o excesso de MMPs, promovendo a proliferação sobre a inflamação. Por conseguinte, os materiais à base de colagénio utilizados na cicatrização de feridas funcionam como agentes de sacrifício.[27]

O tipo de colagénio decide se promove ou inibe a fase de angiogénese da cicatrização de feridas. O colagénio I é conhecido por ser um promotor da angiogénese. Em contrapartida, os tipos de colagénio IV e XVIII demonstraram inibir a proliferação, levando à apoptose das células endoteliais.[16] Os colagénios, sendo um componente estrutural da MEC, também ajudam a manter a elasticidade natural da pele. Isto significa que também desempenham um papel na formação de cicatrizes, que surgem devido a níveis alterados das espécies que contribuem para a construção da MEC. A disposição das fibras de colagénio na cicatriz varia consoante o tipo de cicatriz. Nas cicatrizes quelóides, os feixes espessos de fibras de colagénio estão organizados aleatoriamente com poucas ligações cruzadas. Por outro lado, as cicatrizes hipertróficas têm feixes de colagénio com diâmetros de fibras finos. As cicatrizes hipertróficas limitam-se ao local da lesão, ao passo que as cicatrizes quelóides são mais graves e espalham-se para além do local original.[17] O tipo de colagénio também varia com a idade: as densidades de colagénio reticulado e fragmentado diminuem com a idade, enquanto a prevalência do colagénio tipo III é maior na pele envelhecida. Este facto contribui para a vulnerabilidade à infeção das feridas nas pessoas mais velhas.[18]

1.1.3. Fontes de colagénio

A maior parte do colagénio é derivado de animais, e os colagénios bovino, equino, aviário e suíno são todos amplamente explorados.[13] No entanto, a utilização alternativa de fontes marinhas (naturais ou sintéticas) está a emergir devido à existência de várias desvantagens na utilização de colagénio de origem animal. Estas fontes podem ser afectadas pela presença de contaminação microbiana (potencialmente causadora de doenças) e levar ao desenvolvimento de alergias. Foi demonstrado que os suportes feitos de colagénio de peixe podem suportar uma elevada viabilidade celular e são adequados para fins de engenharia de tecidos. Os estudos pré-clínicos com modelos de roedores mostraram que o colagénio tipo I derivado de fontes marinhas promove eficazmente a cicatrização de feridas, mas tem uma estabilidade térmica inferior à do análogo derivado de mamíferos. No entanto, a obtenção de colagénio I a partir de resíduos reciclados do processamento de peixe tem vantagens significativas em termos de sustentabilidade.[19] Outra alternativa é a utilização de engenharia genérica, tendo o colagénio humano recombinante sido registado com sucesso utilizando plantas como o tabaco. Os estudos demonstraram que o colagénio humano derivado de plantas é seguro, com uma capacidade acelerada de fechar feridas em úlceras crónicas. No entanto, a produção em larga escala de colagénio humano derivado de plantas é limitada devido à necessidade de hidroxilação pós-tradução da prolina. [20]

Em alternativa, pode ser utilizado um sistema de Escherichia coli recombinante para acelerar a produção com a utilização de proteínas semelhantes ao colagénio obtidas a partir de Streptococcus pyogenes.[21]

1.1.4. Pensos para feridas contendo colagénio

Foi explorada uma infinidade de diferentes pensos para feridas à base de colagénio (Tabela 19-1). Apesar das inúmeras vantagens do colagénio, este possui uma fraca resistência mecânica[22] e uma porosidade não uniforme.[23] Estas são desvantagens consideráveis para aplicações de pensos para feridas. No entanto, com a utilização da nanotecnologia, engenharia biomédica e química de polímeros, estes problemas podem ser significativamente melhorados.

Form	Application
Gel	Treatment of burns or chronic wounds
Powder	Reduce skin aging and arthritis symptoms
Cream to the skin	Improve skin elasticity and increase blood flow
Foam	Cleansing of dead skin cells and impurities
Sponge/Fleece and cartilage repair	Dressing materials for wounds and for bone
Membrane	Periodontal reconstruction
Film	Treatment of partial-thickness wounds

Quadro 1 - Formulações tradicionais à base de colagénio e suas aplicações

Existem duas abordagens distintas para a preparação de colagénio para utilização em pensos para feridas. A primeira abordagem inclui a remoção de materiais não colagénicos para reforçar o colagénio restante. A outra abordagem isola o colagénio, solubiliza e purifica, reestruturando assim o polímero para conformações adequadas. O controlo adequado das ligações cruzadas através de métodos enzimáticos, químicos e/ou físicos pode permitir controlar a taxa de degradação do colagénio suplementado externamente. Embora a primeira abordagem mantenha a estrutura original do colagénio, a sua configuração fixa apresenta uma desvantagem. A segunda abordagem oferece um maior leque de aplicações, pelo que é geralmente preferida.[13,24,25]

As formas tradicionais de pensos para feridas contendo colagénio são amplamente utilizadas. Uma vez que o colagénio tem uma resistência mecânica muito fraca, é frequentemente misturado com polímeros sintéticos, como o ácido poliláctico (PLA),[26] óxido de polietileno (PEO),[27] policaprolactona (PCL),[28] ou outros polímeros naturais, como o ácido hialurónico,[29] alginato,[30] ou quitosano.[31] Isto confere resistência mecânica e melhora os efeitos fisiológicos do colagénio. A incorporação de nanopartículas (por exemplo, de prata (AgNPs),[32] ou ouro (AuNPs))[33] ou antibióticos pode proporcionar atividade antibacteriana.[34] Os géis à base de colagénio e as formas em pó que contêm alginato,[30] AgNP,[33] e incorporações de carboximetilcelulose (CMC)[35] são todos relatados como aumentando as propriedades antimicrobianas.

A porosidade e a estrutura fibrosa das esponjas de colagénio determinam o nível de crescimento celular no seu interior. Um modelo de cicatrização de feridas in vivo demonstrou que a adição de hialuronato e fibronectina aumentou o nível de deposição de colagénio e de quimio-atração.[36] Geralmente, a utilização de esponjas de colagénio resulta num melhor aspeto visual após a cicatrização de uma ferida.[37] Outros materiais de colagénio também têm propriedades desejáveis: as películas preparadas por espalhamento de colagénio em superfícies de metacrilato demonstraram ter uma resposta inflamatória negligenciável.[38]

Com o advento das novas tecnologias, estão a surgir formatos alternativos de pensos de colagénio para feridas, incluindo estruturas avançadas, materiais impressos em 3D e nanomateriais.

Os scaffolds de colagénio têm a capacidade de aumentar a retenção de humidade no penso, mantendo o leito da ferida húmido e promovendo assim a adesão celular. A bioimpressão 3D utilizando colagénio como bio-tinta foi relatada pela primeira vez em 2009, quando a pele humana incorporada com colagénio I, fibroblastos e queratinócitos foi impressa em 3D. No entanto, esta técnica resulta numa citotoxicidade considerável (tendo em conta a necessidade de pH e temperaturas específicos para garantir o sucesso da impressão). Além disso, há mais trabalho a fazer para conseguir o controlo estrutural necessário.[13,39]

Em geral, os materiais com uma gama de dimensões entre 1 nm e 100 nm são considerados nanomateriais.[40] Estes materiais têm rácios elevados de área de superfície/volume e é possível obter um controlo extensivo da forma das partículas, das caraterísticas da superfície e das estruturas internas. Isto resulta em nanopartículas com propriedades surpreendentes e invulgares. Por conseguinte, pensa-se que o nanocolagénio tem um grande potencial em sistemas de administração de medicamentos terapêuticos.[41] Um estudo in vitro revelou que uma nanoestrutura de hidroxiapatite-colagénio carregada com Au promove a proliferação, a adesão e o crescimento das células.[42] São necessários estudos mais pormenorizados para investigar o potencial do nano-colagénio em aplicações de cicatrização de feridas. No entanto, as nanofibras de colagénio são uma tecnologia emergente que poderá ultrapassar muitos dos problemas que surgem com os pensos tradicionais para feridas.

1.1.5. Nanofibras de colagénio

O termo "nanofibra" é definido de várias formas, mas a maioria dos estudos utiliza-o para se referir a fibras com um diâmetro entre 1 e 1000 nm.[43] A utilização de fibras naturais tem sido efectuada há séculos e as fibras sintéticas fabricadas pelo homem têm sido um pilar da sociedade desde a Revolução Industrial. Uma vez que grande parte da rede de tecidos e órgãos humanos é constituída por redes de fibras à escala nanométrica, as nanofibras têm um grande potencial no domínio dos cuidados de saúde. Numerosos estudos demonstraram que a utilização de nanofibras para efeitos de cicatrização de feridas ultrapassa os inconvenientes dos tratamentos tradicionais.[44-46] As nanofibras oferecem um modelo muito adequado para a migração e o crescimento das células, podem ser preparadas com elevada resistência mecânica, porosidade e rácio superfície-área-volume, e têm a capacidade de serem funcionalizadas. As nanofibras à base de colagénio podem ser formadas utilizando várias técnicas, tais como a auto-montagem, a síntese de modelos, a fusão-sopro, a separação de fases e a electrospinning.[13]

1.1.6. Fabrico de nanofibras de colagénio electrospun

O colagénio puro não pode, muitas vezes, ser electrospun devido ao seu baixo peso molecular. Por isso, para ser electrospun, é normalmente misturado com um segundo polímero para garantir a capacidade de fiação.[47,48] Como em todos os processos de electrospinning, as propriedades da solução têm um efeito significativo na morfologia das nanofibras produzidas.[49] Uma vez que os polímeros com baixos pesos moleculares conduzem frequentemente a fibras de electrospraying ou de pérolas,[50] a preparação de uma solução de mistura de polímeros adequada e a seleção de parâmetros de processamento apropriados são particularmente importantes quando se trabalha com colagénio.[51,52]

Tanto quanto é do conhecimento dos autores, as primeiras estruturas electrospun à base de colagénio foram fabricadas por Huang et al. em 2001, combinando colagénio e óxido de polietileno (PEO). Esta investigação centrou-se na redução da formação de grânulos e na obtenção de fibras com diâmetros entre 100 e 150 nm a partir de um eletrólito (NaCl) contendo uma solução aquosa de polímero.[27] A electrospinning de colagénio puro (tipo I e tipo III) foi observada pela primeira vez em 2002, utilizando 1,1,1,1,3,3,3-hexafluoro-2-propanol (HFP) como solvente.[53] A maioria dos estudos utiliza colagénio de pele bovina do tipo I para gerar nanofibras de colagénio electrospun, embora o colagénio de peixe[54] e o colagénio humano derivado de plantas também tenham sido explorados.[55] É obtida uma gama de morfologias de nanofibras, dependendo da fonte.[53] Mesmo quando os materiais são isolados da mesma fonte, o fornecedor e o lote empregues podem ter um efeito profundo na morfologia do produto.[56,57] O solvente utilizado também desempenha um papel muito importante na obtenção da morfologia desejada da fibra e na manutenção da integridade do colagénio.[58] Os fluoroálcoois causam geralmente a desnaturação do colagénio e são dispendiosos. Zeugolis et al. demonstraram que o HFP pode desnaturar o colagénio para formar fibras de gelatina, resultando numa perda de cerca de 45% da estrutura helicoidal nativa.[59] Em contraste, a utilização de misturas de ácido acético glacial/dimetilsulfóxido (DMSO) e solução salina tamponada com fosfato (PBS)/etanol preservou as caraterísticas nativas do colagénio.[60]

As nanofibras de colagénio isoladas têm uma baixa resistência mecânica, o que as torna vulneráveis à tensão e à dissolução na água.[61] Por conseguinte, uma prática comum consiste em reticular as fibras para melhorar a resistência mecânica, reduzir a solubilidade em água e melhorar a resistência à degradação enzimática. A reticulação pode ser efectuada de três formas:

quimicamente (utilizando, por exemplo, glutaraldeído, genipina, carbodiimidas), enzimaticamente (com, por exemplo, tirosinase, lacase ou transglutaminase) ou fisicamente através de tratamentos com radiação ultravioleta ou gama.[58] Todos os três métodos apresentam algumas desvantagens. O método mais comum de reticulação emprega tratamentos químicos, mas neste caso existe um risco de toxicidade potencial.[62] Os métodos de tratamento físico proporcionam um baixo grau de reticulação, que se limita à superfície da fibra. Por outro lado, o tratamento enzimático visa aminoácidos específicos e permite um controlo reduzido do processo de reticulação.

O glutaraldeído (GTA) é um agente químico de reticulação eficaz e de baixo custo, mas alguns estudos revelaram citotoxicidade.[63] No entanto, o GTA pode ser cuidadosamente lavado ou evaporado dos suportes electrospun, o que pode reduzir significativamente a toxicidade.[58] O cloridrato de 1-etil-3-(3-dimetil-aminopropil)carbodiimida (EDC) não é tóxico na natureza, mas quando utilizado para reticular tapetes de fibras de colagénio, verificou-se que estes perdiam a sua porosidade devido ao inchaço das fibras e ao bloqueio dos poros.[64] O reticulador genipin fornece apenas um suporte de curto prazo, após o qual a estrutura do andaime de nanofibras se perde.[65] Como resultado destas considerações, o GTA é provavelmente a abordagem mais comummente utilizada para a reticulação.

O método de extração do colagénio em primeiro lugar também afecta as propriedades da fibra.[66] A extração ácida é eficiente, mas a extração enzimática tem vantagens em termos de especificidade, controlo preciso da hidrólise, temperaturas de trabalho suaves e resíduos reduzidos. Como resultado, a extração enzimática é frequentemente o método de escolha.[58] A Tabela 19-2 resume alguns procedimentos comuns de extração de colagénio.

Tabela 2. Diferentes procedimentos utilizados na extração de colagénio de produtos animais.

Raw material	Pre-treatment method	Extraction procedure	Reference
Emu skin (*Dromeius novaehollandiae*)	Homogenization with 10% ethanol for 4 days was followed by extraction with 0.1 M NaOH for 2 days. The extract was washed for 2 days and lyophilization conducted	Consecutive extractions with 0.5 M acetic acid for 48 hours followed by 0.9 M NaCl in 0.5 M acetic acid and pepsin (10%) in 0.5 M acetic acid for 4 days.	Nagai et al., 2015
Brownbanded bamboo shark (*Chiloscyllium punctatum*) and blacktip shark (*Carcharhinus limbatus*) cartilage	Fat removal with 0.1 M NaOH at 1:10 (w/v) was conducted for 6 hours along with 0.5 M EDTA for decalcification at 1:10 (w/v) for 40 hours. Both were conducted at 4 °C.	Acid hydrolysis using 0.5 M acetic acid at1:15 (w/v) for 48 hours, followed by enzymatic hydrolysis with porcine pepsin in 0.5 M acetic acid at 1:15 (w/v) for 48 hours. Both were conducted at 4 °C.	Kittiphatamabawon et al., 2010
Bovine Achilles tendon	Washed with 0.15 M NaCl and acetone	Enzymatic hydroxylation was conducted using pepsin in 0.5 M acetic acid for 2 days at 20 °C with the use of ultrasound (40 kHz, 120 W, pulsed 30/30 minutes).	Li et al., 2009
Yellowfin tuna	Extraction with 0.15 M NaON at 1:10 (w/v) for 2 hours at 4 °C and 10% butyl alcohol at 1:10 (w/v) for 12 hours. The extract was then washed three times with cold water.	Initial extraction with 0.5 M acetic acid at 1:10 (w/v) was conducted for 48 hours at 4 °C. Next enzymatic hydrolysis was conducted with the stomach extract of yellowfin tuna in 0.5 M acetic acid at 1:10 (w/v), for 48 hours at 4 °C.	Kaewadang et al., 2014

1.1.6. Nanofibras de colagénio compostas e biofuncionalização

Para além da reticulação, o colagénio é normalmente misturado com polímeros sintéticos ou outros aditivos para produzir nanofibras compósitas com melhor resistência mecânica. Muitas vezes, o segundo componente é um polímero sintético ou um material inorgânico. Por exemplo, um estudo com fibras de hidroxiapatite (HAP)/colagénio mostrou uma diminuição do tamanho médio das fibras e da viscosidade da solução com um aumento do teor de HAP, embora também se tenha observado a presença de grânulos nas fibras, possivelmente devido à aglomeração de partículas de HAP.[67] A preparação de nanofibras de colagénio compostas com polímeros naturais é menos comum, principalmente devido à capacidade limitada destes últimos para fornecer uma resistência mecânica significativa. No entanto, a mistura com polímeros naturais pode levar a uma melhor biocompatibilidade. Por exemplo, o quitosano foi utilizado para este fim e verificou-se que as fibras com um teor de quitosano entre 20 e 50% (w/w) imitam a MEC.[68]

É possível utilizar uma série de modalidades de electrospinning para fabricar nanofibras de colagénio.[69] A electrospinning monoaxial, que utiliza uma única agulha como fieira, é a mais simples e, por conseguinte, a mais utilizada. No entanto, há vantagens em utilizar configurações experimentais mais complexas. Foi preparada uma estrutura electrospun de colagénio multicamadas através da electrospinning sequencial de colagénio tipo I e poliuretano segmentado (PU), sendo ambas as camadas depositadas utilizando a técnica monoaxial.[70] A fiação simultânea pode ser realizada quando duas soluções poliméricas diferentes são electrospun num único coletor a partir de duas fiandeiras separadas, ou através de uma fieira Janus lado a lado.[71] Em termos de fiação coaxial, o colagénio é normalmente fiado eletricamente como camada exterior devido à sua atividade biológica, com um polímero sintético no núcleo para resistência mecânica.[72]

A incorporação de moléculas funcionais adicionais em fibras electrospun à base de colagénio pode, por exemplo, aumentar o crescimento celular ou conferir atividade antimicrobiana, o que contribui para a cicatrização de feridas.[73] Tang et al. prepararam nanofibras de poli(ácido lático-co-glicólico) (PLGA)/ácido hialurónico (núcleo)-colagénio/amoxicilina (casca) utilizando a técnica coaxial. A degradação gradual do colagénio levou à libertação de amoxicilina e, consequentemente, a um desempenho antimicrobiano eficaz. Aqui, os ingredientes activos são incorporados nas fibras. A modificação da superfície pós-electrospinning também pode ser realizada. Normalmente, isto resulta num desempenho funcional que dura menos tempo do que quando o ingrediente ativo está incorporado e, por isso, este último é frequentemente preferido. No entanto, tanto a adsorção física como a adsorção química de moléculas na superfície da fibra podem ser efectuadas. A adsorção física é conseguida através de interações electrostáticas fracas e interações de van der Waals. A adsorção química envolve a conjugação covalente, que introduz novos grupos funcionais com ligações mais fortes.[58]

As nanofibras de colagénio são conhecidas por imitarem muito eficazmente a estrutura nativa da MEC.[74] Diferentes estudos demonstraram que as fibras electrospun podem ser obtidas com diâmetros que variam entre 50 nm e mais de 1000 nm, pelo que existe uma margem considerável para controlar as propriedades das fibras. A Tabela 19-3 resume alguns estudos recentes neste domínio e apresenta um resumo das configurações experimentais típicas utilizadas.

Tabela 1 - Um resumo dos parâmetros de electrospinning utilizados em alguns estudos recentes que prepararam nanofibras à base de colagénio para aplicações em pensos para feridas.

Polymer combination	Solvent	Voltage (kV)	Tip-to-collector distance (cm)	Feed rate (mL/h)	Fiber diameter (nm)	Reference
Collagen/PLGA	HFP	15 – 20	15	4.00	170 - 650	Liu et al., 2010
	AA	17	15	0.72	567	Wei et al., 2012
Collagen/three-layered doxycycline	AA/HFP	12	23	0.25 – 0.35	380 - 817	Tort et al., 2017
Collagen	AA/HCl	20 - 22	15	0.50	185 – 260	Burck et al., 2013
Collagen/polyurethane	HFP	16	12	1.00	174 - 453	R. Chen et al., 2010
Collagen/polyvinylalcohol	GTA/HCl	9 – 16	20	0.10	170 - 240	Z. Chen et al., 2010
Collagen/polyhydroxyalkanoate/graphene oxide	TFE	25	15	1	400 - 500	R. Zine et al., 2017
Collagen/PEO	Aqueous	18	15	0.1	100 - 150	L. Huang et al., 2001

2. CARACTERIZAÇÃO DE ESTRUTURAS DE COLAGÉNIO ELECTROSPUN

Uma vez fabricado um andaime, para garantir o seu desempenho efetivo, é necessário avaliar a morfologia e a forma física das fibras, bem como as propriedades estruturais e mecânicas e o conteúdo químico. A morfologia é avaliada em termos da forma das fibras, do seu diâmetro, orientação e porosidade. Normalmente, a morfologia das fibras é observada primeiro com um microscópio de luz durante a fase de otimização do processo e, posteriormente, por microscopia eletrónica. A microscopia eletrónica de varrimento (SEM) fornece imagens de alta resolução do exterior das fibras e permite quantificar a sua morfologia, orientação, tamanho e porosidade.[41] Alguns dados exemplares são apresentados na Figura 19-4.[75]

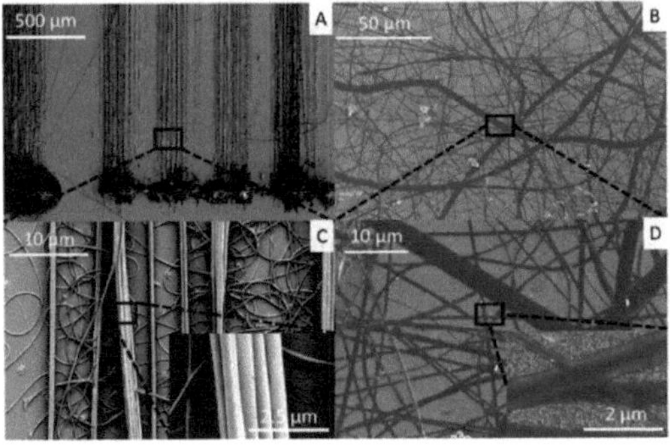

Figura 4 Imagens SEM de nanofibras de colagénio obtidas por electrospun. As imagens de fibras electrospun com morfologia cilíndrica regular e um elevado grau de alinhamento das fibras são mostradas em ampliação baixa (A) e alta (C). As fibras estão compactadas firmemente em pilhas. As imagens de fibras electrospun com morfologia não homogénea e orientação aleatória são também apresentadas com uma ampliação baixa (B) e alta (D). Aqui as fibras têm uma morfologia plana e estão orientadas aleatoriamente. Reproduzido com permissão do trabalho de Packer et al., 2019 sob uma licença CC BY 4.0.

A microscopia eletrónica de transmissão (TEM) fornece informações sobre a estrutura interior das nanofibrilhas de colagénio e é particularmente útil para analisar arquitecturas multicomponentes, como as fibras do tipo núcleo/casca ou Janus.[76] A microscopia de força atómica (AFM) também é útil, fornecendo informações sobre as propriedades mecânicas e a topografia da superfície.[77]

A resistência à tração das nanofibras de colagénio fiado eletricamente é determinada em termos da sua capacidade de suportar forças de tração (puxar). A resistência à tração de uma nanofibra de colagénio é a maior tensão que pode suportar antes de se partir, e é medida aplicando cargas de tração crescentes a um andaime de fibras até se partir. A resistência à tração varia em função de factores como as condições de electrospinning, o alinhamento das fibras e os procedimentos de reticulação, e a sua medição ajuda a garantir que as propriedades mecânicas do sistema correspondem às do tecido nativo.[78]

O conteúdo químico e a estrutura molecular das nanofibras de colagénio são examinados utilizando a técnica de espetroscopia de infravermelhos com transformada de Fourier (FT-IR). Esta técnica permite identificar a presença de grupos funcionais caraterísticos, a estrutura secundária (por exemplo, hélice-A, folha-B) e as ligações cruzadas do colagénio. Esta técnica pode ser complementada com a espetroscopia de dicroísmo circular (CD), que mostra as proporções relativas das estruturas em hélice-A, folha-B e enroladas aleatoriamente.[79] A difração de raios X (XRD) é utilizada para determinar o grau de cristalinidade/amorfismo das nanofibras de colagénio e permite determinar a estrutura de hélice tripla e o grau de alinhamento molecular.[41]

A calorimetria diferencial de varrimento (DSC) pode ser utilizada para determinar a temperatura de desnaturação dos sistemas de colagénio, onde a estrutura triplo-helicoidal enfraquece e se desenrola, e a energia necessária para este processo. Isto pode ser importante para um penso para feridas, dependendo da temperatura a que ocorre a desnaturação. Por exemplo, as nanofibras de colagénio/quitosano apresentaram uma temperatura de desnaturação e entalpia mais baixas do que as fibras de colagénio puro.[80] Uma caraterização abrangente do produto fabricado fornece aos investigadores uma compreensão completa das nanofibras de colagénio geradas, permitindo-lhes otimizar o processo de produção e manipular as caraterísticas do produto (por exemplo, misturando colagénio com outros materiais para obter propriedades adequadas para aplicações de cicatrização de feridas).[81–83]

2.1 Estudos de casos

Tem havido um grande interesse na utilização de nanofibras de colagénio na cicatrização de feridas, e a sua eficácia na promoção da regeneração de tecidos e na redução de cicatrizes tem sido explorada em pormenor. Apresentamos aqui alguns estudos de caso representativos para mostrar a amplitude do trabalho neste domínio. Num estudo, Zhou et al. prepararam nanofibras biomiméticas electrospun de colagénio de peixe/vidro bioativo (Col/BG) e avaliaram os seus efeitos antibacterianos e de cicatrização de feridas.[84] As nanofibras de Col/BG tiveram efeitos antibacterianos contra S. Aureus gram-positivo e promoveram a migração, a adesão e a proliferação de queratinócitos humanos, o que é essencial para um penso eficaz. Um modelo de defeito cutâneo no dorso do rato mostrou que as fibras são potentes in vivo, com uma cicatrização extensa observada ao 14º dia.[84] Rho e colaboradores referiram que uma matriz nanofibrosa de colagénio tipo I electrospun era funcionalmente ativa na promoção da adesão celular, observando células de queratinócitos humanos a espalharem-se ao longo das fibras e constatando novamente uma cicatrização eficaz in vivo.[85]

A inclusão de espécies activas em sistemas de colagénio tem sido amplamente explorada. Foi demonstrado que a presença de AgNPs num sistema de nanofibras de colagénio resulta em excelentes propriedades antibacterianas in vitro. [86] Uma avaliação in vivo num modelo de rato revelou que os animais tratados com pensos de colagénio com ou sem AgNPs apresentaram uma maior eficácia na cicatrização de feridas do que o grupo de controlo negativo. No entanto, a maior taxa de cicatrização de feridas foi observada com a matriz de fibras contendo AgNPs, e também não foi observado o surgimento de cicatrizes.[86] Noutro trabalho, Tort et al. concentraram-se no desenvolvimento de um penso para feridas de nanofibras de três camadas contendo doxiciclina (DOX), colagénio, quitosano e alginato, preparado utilizando a técnica de electrospinning coaxial. Não foi observada qualquer citotoxicidade para os queratinócitos após 3 e 7 dias.[87]

Um sistema de nanofibras carregadas com curcumina foi criado por Huang et al., que prepararam sistemas de quitosano/óxido de polietileno/colagénio (Cho/PEO/Col).[88] Um modelo de rato com feridas induzidas no ombro foi tratado cobrindo as feridas com fibras Cho/PEO/Col carregadas com curcumina e em branco. Os animais tratados com qualquer um dos sistemas de nanofibras cicatrizaram mais rapidamente do que um controlo não tratado. No entanto, a amostra carregada com curcumina apresentou uma taxa de cicatrização de feridas significativamente elevada, mesmo após 20 dias. Além disso, a curcumina fornece proteção contra o crescimento bacteriano, mantendo assim a ferida livre de potenciais infecções. A mistura de Col com Cho/PEO permitiu o aumento das propriedades mecânicas e a rápida biodegradação, essenciais para um curativo eficaz.[88] Da mesma forma, os pensos electrospun à base de quitosano/colagénio carregados de curcumina também foram relatados como tendo propriedades potentes de cicatrização de feridas.[89]

A capacidade de coagulação do sangue é outro fator essencial para a cicatrização de feridas. A equipa de Wang fabricou com êxito membranas nanofibrosas de colagénio/PEO com vários graus de reticulação mediados pela exposição ao GTA durante diferentes períodos de tempo.[90] O potencial hemostático das amostras reticuladas foi significativamente melhorado, com estes sistemas a fornecerem um suporte físico estável para a adesão das plaquetas e a ligação dos factores de coagulação. Em termos de citocompatibilidade, um maior grau de reticulação proporcionou uma morfologia nanofibrosa melhor preservada com o passar do tempo e um maior módulo, assemelhando-se melhor à matriz extracelular e promovendo assim a proliferação celular.[90]

Outro grupo preparou nanofibras electrospun de colagénio/quitosano (Col/CS) carregadas com nanopartículas de ZnO com uma excelente citocompatibilidade.[91] Para este estudo, foi utilizado um modelo animal in vivo com ratos Kunming, tendo sido infligidas feridas de queimadura de espessura parcial. O nível de cicatrização foi acelerado no grupo que recebeu o penso ZnO/Col/CS. A análise histológica indicou que as fibras de colagénio de tipo I e III foram depositadas no local da ferida. Além disso, as fibras tinham atividade antibacteriana através de um efeito sinérgico do quitosano e do ZnO.[91]

Um estudo recente incorporou o extrato de Melilotus officinalis (trevo doce amarelo) num sistema de nanofibras de PCL/colagénio (PCL/Col) de várias camadas. Uma camada de colagénio em contacto direto com a ferida promove a fixação das células e a absorção da secreção da ferida (exsudado), como se pode ver na Figura 19-5.[92] A capacidade eficiente de cicatrização de feridas do sistema de nanofibras foi avaliada utilizando um modelo de rato diabético induzido por estreptozotocina, no qual foi detectada uma camada espessa de células epiteliais no dia 14 com o grupo tratado com nanofibras.

Além disso, a proliferação da epiderme começou no dia 18, e observou-se que o penso promoveu a produção e a deposição de colagénio na pele recém-formada. Para investigar o efeito de cicatrização de feridas de diferentes pensos nanofibrosos, este estudo utilizou colorações de hemotoxilina e eosina (H&E) e Tricrómio de Masson (MT) em várias secções de pele de rato. Os resultados mostraram que as nanofibras com mais extrato (NF + 0,08) apresentaram a maior síntese e deposição de colagénio, como se pode ver na Figura 19-6.[92]

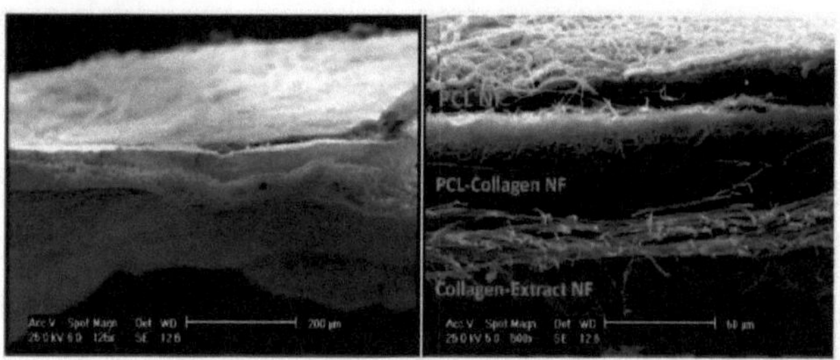

Figura 5 Micrografias SEM de um penso para feridas electrospun de três camadas contendo camadas de PCL, PCL/colagénio e extrato de colagénio. Reproduzido com permissão de Derakhshan et al., 2022.

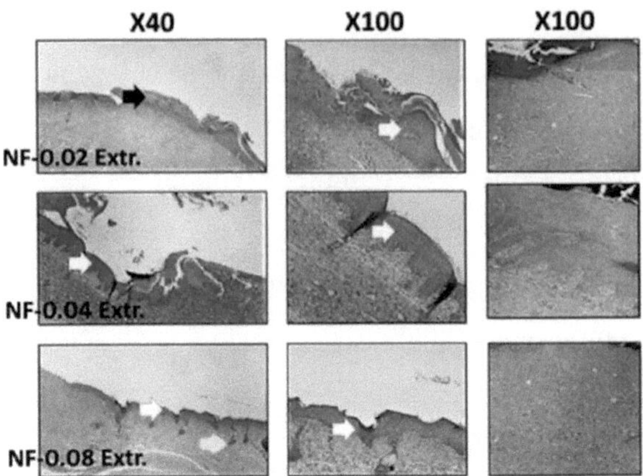

Figura 6 Secções microscópicas de feridas cutâneas após 18 dias de tratamento com um sistema de nanofibras de PCL/colagénio (PCL/Col) carregado com extrato de Melilotus officinalis em várias camadas. São apresentados materiais carregados com diferentes quantidades de extrato (0,02 - 0,08) e secções coradas com H&E e MT. Seta preta: crostas; seta branca: camada epitelial; seta amarela: folículo piloso e asterisco: glândula sebácea. Reproduzido com permissão de Derakhshan et al., 2022.

A incorporação de biomoléculas endógenas em pensos de colagénio electrospun também foi explorada. Um estudo combinou nanopartículas de quitosano carregadas com fator estimulador de colónias de granulócitos humanos recombinantes (G-CSF) em nanofibras de PCL, aplicando depois um revestimento superficial de colagénio tipo I.[93] A avaliação da adesão e proliferação celular indicou que o suporte nanofibroso tinha potencial para servir de matriz eficaz para promover a cicatrização de feridas.[93]

A utilização de zeína juntamente com colagénio melhora a electrospinning do colagénio e conduz a uma maior resistência à tração,[94] e a sua combinação com o colagénio pode proporcionar um equilíbrio ótimo entre a molhabilidade da superfície e as propriedades de adesão celular. Além disso,

Lin et al. incorporaram o medicamento berberina, um alcaloide isoquinolina com propriedades antimicrobianas, nesta matriz de fibras para acelerar a cicatrização de feridas. Este facto foi avaliado utilizando um modelo de rato Sprague-Dawley fêmea e observação histológica. Tanto o sistema com fármaco como o sistema sem fármaco apresentaram uma taxa de cicatrização de feridas significativamente mais elevada do que uma gaze sem fármaco, 7 e 21 dias após o início do estudo.[94]

2.2 Biocompatibilidade, imunogenicidade e biodegradabilidade

Uma vez que as nanofibras de colagénio obtidas por electrospun imitam de perto a MEC nativa de vários tecidos, a biocompatibilidade é geralmente elevada. Estando na gama dos nanómetros, as nanofibras de colagénio também oferecem uma vantagem sobre o colagénio a granel em termos do microambiente local das células próximas.

Vários estudos procuraram estabelecer com algum pormenor o mecanismo de ação dos sistemas de nanofibras à base de colagénio, considerando em particular a proliferação e adesão celular, a atividade biológica, a biodegradabilidade e a imunogenicidade. As células aderem às nanofibras de colagénio através de integrinas, um tipo de proteína recetora transmembranar. Um estudo recente fabricou uma membrana constituída por uma mistura de nanofibras e microfibras alinhadas, compostas por colagénio IV imobilizado e laminina.[95] Os autores verificaram que a presença de colagénio IV melhorou a capacidade de adesão das células endoteliais da veia umbilical humana (HUVECs).[95] Isto deve-se ao facto de o colagénio fornecer muitos locais de ligação para a proliferação e adesão das HUVEC através do tripeptídeo RGD (Arg-Gly-Asp) no colagénio IV, que se liga com elevada afinidade às integrinas.[96] Estes benefícios também podem ser obtidos utilizando colagénio misturado com polímeros sintéticos, como o PCL, e foi referido que as fibras de mistura PCL-colagénio proporcionam uma melhor proliferação celular do que o colagénio revestido com nanofibras de PCL.[97]

O colagénio é um biomaterial apelativo, uma vez que é frequentemente bem tolerado pelo sistema imunitário. No entanto, continua a ser necessário efetuar uma avaliação da imunotoxicidade antes de utilizar sistemas à base de colagénio na clínica. Esta avaliação é efectuada segundo cinco critérios diferentes (ISO/TS 10993-20:2006): inflamação; imunossupressão; estimulação imunitária; hipersensibilidade; e autoimunidade. Isto foi realizado por vários investigadores, com resultados geralmente muito positivos. Por exemplo, um estudo preparou nanofibras de colagénio tanto por auto-montagem como por electrospinning. Foi efectuado um teste de toxicidade sistémica aguda através da implantação subcutânea dos sistemas de nanofibras em ratos BALB/c. Os ratos não apresentaram redução do exercício, nem diminuição da atividade física, nem diminuição da atividade física.[98] Os ratos não apresentaram redução do exercício, diarreia, ptose (queda da pálpebra superior devido a paralisia ou doença) ou dispneia (dificuldade em respirar) após a implantação em períodos de tempo. Os órgãos-chave envolvidos numa resposta imunitária, o timo e o baço, foram pesados e os pesos mantiveram-se normais e inalterados 8 semanas após a implantação. Além disso, não foram observadas alterações de peso significativas, o que indica uma ausência de toxicidade sistémica aguda.[98]

A biodegradabilidade refere-se à capacidade dos sistemas de nanofibras de colagénio para se desintegrarem em componentes inofensivos no microambiente nativo, o que permite avaliar a extensão da utilização segura em aplicações médicas. A biodegradabilidade das nanofibras de colagénio pode ser avaliada utilizando métodos de avaliação in vivo e in vitro. Um teste de biodegradabilidade in vivo é normalmente efectuado para fins de engenharia de tecidos; no entanto, os pensos biodegradáveis para feridas conferem propriedades favoráveis às feridas cutâneas.[99] A utilização de testes de biodegradabilidade in vitro, como a degradação enzimática e hidrolítica, permite uma avaliação simples e útil da estrutura das fibras de colagénio e da perda de massa.[100] Um modelo comum baseia-se na determinação do grau de perda de peso e de absorção de água do sistema num meio PBS.[101] . A perda de peso pode ser explicada pela hidrólise das ligações do colagénio com a sua absorção de água.[102] Um estudo recente concluiu que a perda de peso dos tubos de nanofibras de colagénio atingiu 19,2% após 28 dias de imersão num meio com pH = 7,4 a 37 C.[103]

3. PERSPECTIVAS FUTURAS E DESAFIOS POTENCIAIS

A gama de estudos acima referidos que exploram as nanofibras à base de colagénio na cicatrização de feridas é diversificada, tendo sido alcançados progressos interessantes. No entanto, subsistem vários desafios. Em primeiro lugar, o fornecimento de colagénio é um problema significativo, uma vez que a variabilidade dos lotes pode dar origem a um desempenho inconsistente. Isto deu origem a um interesse crescente em fontes de colagénio recombinante.[104] Além disso, a baixa solubilidade do colagénio nos solventes habitualmente utilizados para a fiação dificulta a obtenção de uma solução viável de electrospinning. Embora as nanofibras de colagénio sejam biocompatíveis, têm frequentemente uma baixa resistência mecânica. Este constrangimento pode limitar a sua utilização em situações em que se verificam forças de tração mais elevadas. Este problema pode ser resolvido através da mistura de colagénio com polímeros sintéticos, do revestimento superficial de colagénio em nanofibras pré-formadas ou da reticulação das fibras. Esta última é talvez a abordagem menos comum devido à potencial toxicidade da incorporação de agentes de reticulação. Por conseguinte, os investigadores têm de desenvolver mais estratégias para aumentar a resistência mecânica das nanofibras de colagénio sem comprometer a sua biocompatibilidade.[41] É provável que a biodegradabilidade do sistema também tenha de ser optimizada, uma vez que a rápida biodegradação natural do colagénio não é adequada para situações que exijam uma estabilidade mecânica a longo prazo das nanofibras de colagénio. O aumento de escala da electrospinning é conhecido e o processo pode ser realizado em escalas industrialmente relevantes. No entanto, este processo ainda não foi explorado em pormenor para as nanofibras de colagénio. Para cumprir os requisitos clínicos, os investigadores precisam de criar procedimentos de fabrico rentáveis e escaláveis para estas formulações.[69]

Embora vários estudos relatem a exploração de pensos para feridas à base de nanofibras de colagénio in vivo, estes estudos são, na sua esmagadora maioria, realizados em pequenos modelos animais. Por conseguinte, é necessário efetuar estudos exaustivos em seres humanos para determinar verdadeiramente o potencial da tecnologia.[99] A aprovação regulamentar é um passo crítico na passagem de um biomaterial do laboratório para aplicações clínicas, pelo que há muito trabalho a fazer para estabelecer contacto com agências regulamentares como a Food and Drug Administration (FDA) dos EUA e a Agência Europeia de Medicamentos (EMA). Só depois de cumpridos todos os requisitos de segurança e regulamentares, apoiados por estudos pré-clínicos e clínicos robustos, é que um produto de fibra de colagénio electrospun pode ser lançado no mercado.

4. CONCLUSÕES

Neste livro, apresentamos informações abrangentes sobre a utilização de nanofibras à base de colagénio em pensos para feridas. Em primeiro lugar, foi apresentada uma introdução à cicatrização de feridas, considerando o papel do colagénio nativo, as suas propriedades e funções na cicatrização de feridas. Foram discutidos os diversos tipos de pensos para feridas que utilizam colagénio, bem como a gama potencial de fontes de colagénio. O processo básico de electrospinning de colagénio foi discutido e os diferentes tipos de spinning que foram utilizados até à data foram enumerados. Foram selecionados alguns estudos de caso para demonstrar a eficácia das nanofibras de colagénio como pensos para feridas, considerando os resultados in vitro e in vivo. Em geral, verificou-se que as nanofibras à base de colagénio têm um grande potencial neste domínio, embora seja frequentemente necessário misturar um segundo polímero e/ou estabelecer ligações cruzadas para garantir uma resistência mecânica adequada. As nanofibras de colagénio têm normalmente uma elevada biocompatibilidade e uma citotoxicidade negligenciável, podendo acelerar a cicatrização de feridas através de vários processos biológicos, incluindo o apoio à adesão celular. Terminamos considerando os desafios na utilização de nanofibras à base de colagénio em aplicações de pensos para feridas e discutindo a futura direção da investigação necessária para desbloquear todo o potencial destes materiais interessantes.

O desenvolvimento de nanofibras à base de colagénio representa um avanço significativo no tratamento de feridas e na regeneração de tecidos. A investigação em curso tem como objetivo aperfeiçoar as propriedades destas nanofibras para as tornar ainda mais eficazes, tais como melhorar a sua resistência mecânica ou combiná-las com outros biomateriais para melhorar o seu desempenho. Os estudos futuros centrar-se-ão provavelmente na criação de soluções personalizadas de cicatrização de feridas, em que as nanofibras de colagénio são adaptadas às necessidades individuais dos doentes. Os avanços na bioimpressão 3D e na nanotecnologia poderão permitir o fabrico preciso de pensos para feridas que correspondam à estrutura do tecido do doente, melhorando ainda mais os resultados da cicatrização. As nanofibras à base de colagénio são muito promissoras na cicatrização de feridas e na medicina regenerativa. Ao combinarem bioatividade, biocompatibilidade e capacidades avançadas de administração de medicamentos, estas nanofibras estão preparadas para transformar a forma como as feridas são tratadas e abrir caminho a soluções de cuidados de saúde mais eficazes e personalizadas.

5. PERSPECTIVAS FUTURAS E DESAFIOS POTENCIAIS

A gama de estudos acima referidos que exploram as nanofibras à base de colagénio na cicatrização de feridas é diversificada, tendo sido alcançados progressos interessantes. No entanto, subsistem vários desafios. Em primeiro lugar, o fornecimento de colagénio é um problema significativo, uma vez que a variabilidade dos lotes pode dar origem a um desempenho inconsistente. Isto deu origem a um interesse crescente em fontes de colagénio recombinante.[104] Além disso, a baixa solubilidade do colagénio nos solventes habitualmente utilizados para a fiação dificulta a obtenção de uma solução viável de electrospinning. Embora as nanofibras de colagénio sejam biocompatíveis, têm frequentemente uma baixa resistência mecânica. Este constrangimento pode limitar a sua utilização em situações em que se verificam forças de tração mais elevadas. Este problema pode ser resolvido através da mistura de colagénio com polímeros sintéticos, do revestimento superficial de colagénio em nanofibras pré-formadas ou da reticulação das fibras. Esta última é talvez a abordagem menos comum devido à potencial toxicidade da incorporação de agentes de reticulação. Por conseguinte, os investigadores têm de desenvolver mais estratégias para aumentar a resistência mecânica das nanofibras de colagénio sem comprometer a sua biocompatibilidade.[41] É provável que a biodegradabilidade do sistema também tenha de ser optimizada, uma vez que a rápida biodegradação natural do colagénio não é adequada para situações que exijam uma estabilidade mecânica a longo prazo das nanofibras de colagénio. A cicatrização de feridas é um processo fisiológico complexo que envolve a restauração da integridade da pele após uma lesão. A procura de materiais avançados para a cicatrização de feridas tem crescido significativamente devido ao aumento da incidência de feridas crónicas, queimaduras, úlceras diabéticas e complicações cirúrgicas. Entre os numerosos materiais que estão a ser explorados, as nanofibras à base de colagénio surgiram como uma solução promissora para a cicatrização de feridas devido à sua biocompatibilidade, bioatividade e capacidade de imitar a matriz extracelular (ECM). A sua nanoestrutura única proporciona um suporte ideal para a fixação celular, proliferação e regeneração de tecidos, tornando-as altamente valiosas na promoção de uma cicatrização eficaz e acelerada de feridas. O aumento de escala da electrospinning é conhecido e o processo pode ser realizado em escalas industrialmente relevantes. No entanto, este processo ainda não foi explorado em pormenor para as nanofibras de colagénio. Para cumprir os requisitos clínicos, os investigadores precisam de criar procedimentos de fabrico rentáveis e escaláveis para estas formulações.[69]

Embora vários estudos relatem a exploração de pensos para feridas à base de nanofibras de colagénio in vivo, estes estudos são, na sua esmagadora maioria, realizados em pequenos modelos animais. Por conseguinte, é necessário efetuar estudos exaustivos em seres humanos para determinar verdadeiramente o potencial da tecnologia.[99] A aprovação regulamentar é um passo crítico na passagem de um biomaterial do laboratório para as aplicações clínicas, pelo que há muito trabalho a fazer para estabelecer a ligação com as agências regulamentares, como a Food and Drug Administration (FDA) dos EUA e a Agência Europeia de Medicamentos (EMA). Só depois de cumpridos todos os requisitos de segurança e regulamentares, apoiados por estudos pré-clínicos e clínicos robustos, é que um produto de fibra de colagénio electrospun pode ser lançado no mercado.

REFERÊNCIAS

(1) Sahana, T. G.; Rekha, P. D. Biopolímeros: Aplicações na cicatrização de feridas e engenharia de tecidos da pele. Mol Biol Rep **2018**, 45 (6), 2857-2867. https://doi.org/10.1007/s11033-018-4296-3.

(2) Todros, S.; Todesco, M.; Bagno, A. Biomateriais e suas aplicações biomédicas: Da substituição à regeneração. Processos **2021**, 9 (11). https://doi.org/10.3390/pr9111949.

(3) Biswal, T. Biopolímeros para aplicações de engenharia de tecidos: Uma revisão. Mater Today Proc **2019**, 41, 397-402. https://doi.org/10.1016/j.matpr.2020.09.628.

(4) Eltom, A.; Zhong, G.; Muhammad, A. Scaffold Techniques and Designs in Tissue Engineering Functions and Purposes: Uma revisão. Avanços em Ciência e Engenharia de Materiais **2019**, 2019. https://doi.org/10.1155/2019/3429527.

(5) Jahani, B.; Wang, X.; Brooks, A. Técnicas de fabrico de aditivos para o fabrico de andaimes ósseos para aplicações de engenharia de tecidos. Recent Prog Mater **2020**, 2 (3), 1-41. https://doi.org/10.21926/rpm.2003021.

(6) Hollister, S. J. Scaffold Design and Manufacturing (Conceção e fabrico de andaimes): Do conceito à clínica. Advanced Materials **2009**, 21 (32-33), 3330-3342. https://doi.org/10.1002/adma.200802977.

(7) Bhattacharjee, A.; Bansal, M. Collagen Structure: A Hélice Tripla de Madras e o Cenário Atual. IUBMB Life **2005**, 57 (3), 161-172. https://doi.org/10.1080/15216540500090710.

(8) Ramachandran, G. N.; Kartha, G. Structure of Collagen. 1954, 1955. Natl Med J India **2006**, 19 (6), 348-352.

(9) Ramachandran, G. N.; Kartha, G. Structure of Collagen. Nature **1955**,

176 (4482), 593-595. https://doi.org/10.1038/176593a0.

(10) Soltani, M.; Kaye, A. B. Collagen - Structure, Properties and Application (Colagénio - Estrutura, Propriedades e Aplicação). Intelligent Coatings for Corrosion Control **1959**, 461-490. https://doi.org/10.34821/eng.biomat.156.2020.17-23.

(11) Wahyudi, H.; Reynolds, A. A.; Li, Y.; Owen, S. C.; Yu, S. M. Alvo de colagénio para diagnóstico por imagem e entrega terapêutica. Journal of Controlled Release **2016**, 240, 323-331. https://doi.org/10.1016/j.jconrel.2016.01.007.

(12) Fang, M.; Yuan, J.; Peng, C.; Li, Y. Colagénio como uma espada de dois gumes na progressão do tumor. Tumor Biology **2014**, 35 (4), 2871-2882. https://doi.org/10.1007/s13277-013-1511-7.

(13) Mathew-Steiner, S. S.; Roy, S.; Sen, C. K. Colagénio na cicatrização de feridas. Bioengineering **2021**, 8 (5). https://doi.org/10.3390/bioengineering8050063.

(14) Singh, D.; Rai, V.; K Agrawal, D. Regulation of Collagen I and Collagen III in Tissue Injury and Regeneration. Cardiol Cardiovasc Med **2023**, 07 (01), 5-16. https://doi.org/10.26502/fccm.92920302.

(15) Sweatt, S.K, Gower, BA, Chieh, A.Y, Liu, Y, Li, L. Matrix Metalloproteinases, Remodelação Vascular e Doença Vascular. Physiol Behav **2016**, 176 (1), 139-148. https://doi.org/10.1016/bs.apha.2017.08.002.Matrix.

(16) Feng, X.; Tonnesen, M. G.; Mousa, S. A.; Clark, R. A. F. A fibrina e o colagénio regulam diferencialmente, mas de forma sinérgica, a angiogénese de brotos de células endoteliais microvasculares dérmicas humanas em matriz tridimensional. Int J Cell Biol **2013**, 2013. https://doi.org/10.1155/2013/231279.

(17) Percival, N. J. Classification of Wounds and Their Management (Classificação das feridas e sua gestão). Surgery (Oxford) **2002**, 20 (5), 114-117. https://doi.org/10.1383/surg.20.5.114.14626.

(18) Varani, J.; Dame, M. K.; Rittie, L.; Fligiel, S. E. G.; Kang, S.; Fisher, G. J.; Voorhees, J. J. Diminuição da produção de colagénio na pele envelhecida cronologicamente: Papéis da Alteração Dependente da Idade na Função dos Fibroblastos e na Estimulação Mecânica Defeituosa. American Journal of Pathology **2006**, 168 (6), 1861-1868. https://doi.org/10.2353/ajpath.2006.051302.

(19) Cruz, M. A.; Araujo, T. A.; Avanzi, I. R.; Parisi, J. R.; de Andrade, A. L. M.; Rennó, A. C. M. Colágeno de origem marinha e cicatrização de feridas cutâneas em estudos experimentais com animais: Uma Revisão Sistemática. Marine Biotechnology **2021**, 23 (1), 1-11. https://doi.org/10.1007/s10126-020-10011-6.

(20) Shoseyov, O.; Posen, Y.; Grynspan, F. Colagénio Humano Produzido em Plantas Mais do que Apenas Outra Molécula. Bioengineered **2013**, 5 (1), 49-52. https://doi.org/10.4161/bioe.26002.

(21) Parmar, P. A.; St-Pierre, J. P.; Chow, L. W.; Puetzer, J. L.; Stoichevska, V.; Peng, Y. Y.; Werkmeister, J. A.; Ramshaw, J. A. M.; Stevens, M. M. Aproveitando a versatilidade do colagénio bacteriano para melhorar o potencial condrogénico dos andaimes de colagénio poroso. Adv Healthc Mater **2016**, 5 (13), 1656-1666. https://doi.org/10.1002/adhm.201600136.

(22) Wang, H. Uma revisão dos efeitos do tratamento com colagénio em estudos clínicos. Polymers (Basel) **2021**, 13 (22). https://doi.org/10.3390/polym13223868.

(23) Cen, L.; Liu, W. E. I.; Cui, L. E. I.; Zhang, W.; Cao, Y.; L, R. S. W.; People, S.; Tong, S. J. Collagen Tissue Engineering: Desenvolvimento de

novos biomateriais e aplicações. **2000**,63 (5), 492-496.

(24) Chattopadhyay, S.; Raines, R. T. Revisão dos biomateriais à base de colagénio para a cicatrização de feridas. Biopolímeros **2014**, 101 (8), 821-833. https://doi.org/10.1002/bip.22486.

(25) Sai K., P.; Babu, M. Pensos à base de colagénio - Uma revisão. Burns **2000**, 26 (1), 54-62. https://doi.org/10.1016/S0305-4179(99)00103-5.

(26) Yang, X.; Yuan, M.; Li, W.; Zhang, G. Síntese e propriedades de misturas de colagénio/ácido poliláctico. J Appl Polym Sci **2004**, 94 (4), 1670-1675. https://doi.org/10.1002/app.21056.

(27) Huang, L.; Nagapudi, K.; Apkarian, P. R.; Chaikof, E. L. Engineered Collagen - PEO Nanofibers and Fabrics. J Biomater Sci Polym Ed **2001**, 12 (9), 979-993. https://doi.org/10.1163/156856201753252516.

(28) Chong, C.; Wang, Y.; Fathi, A.; Parungao, R.; Maitz, P. K.; Li, Z. Skin Wound Repair: Resultados de um estudo pré-clínico para avaliar os andaimes Electropsun Collagen-Elastin-PCL como substitutos dérmicos. Burns **2019**, 45 (7), 1639-1648. https://doi.org/10.1016/j.burns.2019.04.014.

(29) Kondo, S.; Kuroyanagi, Y. Desenvolvimento de um Penso para Feridas Composto por Ácido Hialurónico e Esponja de Colagénio com Fator de Crescimento Epidérmico. J Biomater Sci Polym Ed **2012**, 23 (5), 629-643. https://doi.org/10.1163/092050611X555687.

(30) Moxon, S. R.; Corbett, N. J.; Fisher, K.; Potjewyd, G.; Domingos, M.; Hooper, N. M. Hidrogéis mistos de alginato / colágeno promovem a neurogênese e a maturação neuronal. Ciência e Engenharia de Materiais C **2019**, 104 (dezembro de 2018). https://doi.org/10.1016/j.msec.2019.109904.

(31) Heidenreich, A. C.; Pérez-Recalde, M.; González Wusener, A.; Hermida, É. B. Misturas de colagénio e quitosano para bioimpressão 3D: Uma abordagem reológica e de impressão. Polym Test **2020**, 82, 106297.

https://doi.org/10.1016/j.polymertesting.2019.106297.

(32) Cardoso, V. S.; Quelemes, P. V.; Amorin, A.; Primo, F. L.; Gobo, G. G.; Tedesco, A. C.; Mafud, A. C.; Mascarenhas, Y. P.; Corrêa, J. R.; Kuckelhaus, S. A. S.; Eiras, C.; Leite, J. R. S.; Silva, D.; Dos Santos Júnior, J. R. Collagen-Based Silver Nanoparticles for Biological Applications: Síntese e Caracterização. J Nanobiotecnologia **2014**, 12 (1), 1-9. https://doi.org/10.1186/s12951-014-0036-6.

(33) Boomi, P.; Ganesan, R.; Poorani, G. P.; Jegatheeswaran, S.; Balakumar, C.; Prabu, H. G.; Anand, K.; Prabhu, N. M.; Jeyakanthan, J.; Saravanan, M. Nanopartículas de ouro fito-engenheiradas (AuNPs) com potenciais atividades antibacterianas, antioxidantes e de cicatrização de feridas em condições in vitro e in vivo. Int J Nanomedicine **2020**, 15, 7553-7568. https://doi.org/10.2147/IJN.S257499.

(34) Amirrah, I. N.; Razip Wee, M. F. M.; Tabata, Y.; Idrus, R. B. H.; Nordin, A.; Fauzi, M. B. Pensos de Colagénio Integrados com Antibacterianos para Úlceras do Pé Relacionadas com a Diabetes: Uma revisão baseada em evidências de estudos clínicos. Polymers (Basel) **2020**, 12 (9), 1-17. https://doi.org/10.3390/POLYM12092168.

(35) Rahman, M. S.; Hasan, M. S.; Nitai, A. S.; Nam, S.; Karmakar, A. K.; Ahsan, M. S.; Shiddiky, M. J. A.; Ahmed, M. B. Recent Developments of Carboxymethyl Cellulose. Polymers (Basel) **2021**, 13 (8). https://doi.org/10.3390/polym13081345.

(36) Doillon, C. J.; Silver, F. H. Pensos para feridas à base de colagénio: Efeitos do Ácido Hialurónico e da Firponectina na Cicatrização de Feridas. Biomaterials **1986**, 7 (1), 3-8. https://doi.org/10.1016/0142-9612(86)90080-3.

(37) Aravinthan, A.; Park, J. K.; Hossain, M. A.; Sharmila, J.; Kim, H. J.; Kang, C. W.; Kim, N. S.; Kim, J. H. A esponja à base de colagénio acelera a

cicatrização de feridas através da diminuição das citocinas inflamatórias. 3 Biotech **2018**, 8 (12), 0. https://doi.org/10.1007/s13205-018-1497-3.

(38) Grabska-Zielinska, S.; Sionkowska, A. Surface Property Modification of Collagen, Hyaluronic Acid, and Chitosan Films with the Neodymium Laser. Polysaccharides **2022**, 3 (1), 178-187. https://doi.org/10.3390/polysaccharides3010008.

(39) Smandri, A.; Nordin, A.; Hwei, N. M.; Chin, K. Y.; Abd Aziz, I.; Fauzi, M. B. Bioinks naturais impressos em 3D para regeneração da pele e cicatrização de feridas: Uma revisão sistemática. Polímeros (Basileia) **2020**, 12 (8). https://doi.org/10.3390/polym12081782.

(40) Alqadi, M. K.; Abo Noqtah, O. A.; Alzoubi, F. Y.; Alzouby, J.; Aljarrah, K. Efeito do PH na Agregação de Nanopartículas de Prata Sintetizadas por Redução Química. Ciência dos Materiais - Polónia **2014**, 32 (1), 107-111. https://doi.org/10.2478/s13536-013-0166-9.

(41) Lo, S.; Fauzi, M. B. Atualização dos Nanomateriais de Colagénio - Fabrico, Caracterização e suas Aplicações: Uma revisão. Pharmaceutics **2021**, 13 (3), 1-18. https://doi.org/10.3390/pharmaceutics13030316.

(42) Mondal, S.; Hoang, G.; Manivasagan, P.; Moorthy, M. S.; Vy Phan, T. T.; Kim, H. H.; Nguyen, T. P.; Oh, J. Síntese rápida assistida por micro-ondas de nanomateriais de colágeno de hidroxiapatita carregada de ouro para aplicação de entrega de medicamentos e engenharia de tecidos. Ceram Int **2019**, 45 (3), 2977-2988. https://doi.org/10.1016/j.ceramint.2018.10.016.

(43) K rmusaoglu, S. Capítulo introdutório: Visão geral das nanofibras. Disinfection **2018**, 3-10. https://doi.org/10.5772/intechopen.81051.

(44) Godakanda, V. U.; Li, H.; Alquezar, L.; Zhao, L.; Zhu, L. M.; de Silva, R.; de Silva, K. M. N.; Williams, G. R. Libertação sintonizável de fármacos a partir de nanofibras de mistura de poli (vinil pirrolidona) - etilcelulose. Int

J Pharm **2019**, 562 (dezembro de 2018), 172-179. https://doi.org/10.1016/j.ijpharm.2019.03.035.

(45) Li, H.; Zhang, Z.; Godakanda, V. U.; Chiu, Y. J.; Angkawinitwong, U.; Patel, K.; Stapleton, P. G.; de Silva, R. M.; de Silva, K. M. N.; Zhu, L. M.; Williams, G. R. O efeito do substrato de coleta em nanofibras de polivinilpirrolidona e etilcelulose revestidas com ciprofloxacina electrospun como potenciais materiais de curativo para feridas. Ciência e Engenharia de Materiais C **2019**, 104 (fevereiro), 109917. https://doi.org/10.1016/j.msec.2019.109917.

(46) V Umayangana Godakanda, Karolina Dziemidowicz, Rohini M de Silva, KM Nalin de Silva, G. R. W. Electrospun Fibers in Drug Delivery. Em Electrospun Nanofibers: Principles, Technology and Novel Applications; Springer International Publishing, 2022; pp 159-181.

(47) Nayak, R.; Padhye, R.; Kyratzis, I. L.; Truong, Y. B.; Arnold, L. Recent Advances in Nanofibre Fabrication Techniques (Avanços recentes nas técnicas de fabrico de nanofibras). Textile Research Journal **2012**, 82 (2), 129-147. https://doi.org/10.1177/0040517511424524.

(48) Liu, W.; Thomopoulos, S.; Xia, Y. Nanofibras electrospun para medicina regenerativa. Adv Healthc Mater **2012**, 1 (1), 10-25. https://doi.org/10.1002/adhm.201100021.

(49) Li, Z.; Wang, C.; Zhenyu LI. Zhenyu Li - Ce Wang Técnica de eletrofiação de nanoestruturas unidimensionais e nanofibras exclusivas; 2016.

(50) Koski, A.; Yim, K.; Shivkumar, S. Effect of Molecular Weight on Fibrous PVA Produced by Electrospinning. Mater Lett **2004**, 58 (3-4), 493-497. https://doi.org/10.1016/S0167- 577X(03)00532-9.

(51) Agarwal, S.; Wendorff, J. H.; Greiner, A. Use of Electrospinning

Technique for Biomedical Applications. Polymer (Guildf) **2008**, 49 (26), 5603-5621. https://doi.org/10.1016/j.polymer.2008.09.014.

(52) Yuan, X. Y.; Zhang, Y. Y.; Dong, C.; Sheng, J. Morphology of Ultrafine Polysulfone Fibers Prepared by Electrospinning. Polym Int **2004**, 53 (11), 1704-1710. https://doi.org/10.1002/pi.1538.

(53) Matthews, J. A.; Wnek, G. E.; Simpson, D. G.; Bowlin, G. L. Electrospinning of Collagen Nanofibers. Biomacromolecules **2002**, 3 (2), 232-238. https://doi.org/10.1021/bm015533u.

(54) Hofman, K.; Tucker, N.; Stanger, J.; Staiger, M.; Marshall, S.; Hall, B. Efeitos do formato molecular do colagénio nas caraterísticas das fibras electrospun. J Mater Sci **2012**, 47 (3), 1148-1155. https://doi.org/10.1007/s10853-011-5775-2.

(55) Willard, J. J.; Drexler, J. W.; Das, A.; Roy, S.; Shilo, S.; Shoseyov, O.; Powell, H. M. Suportes de colagénio humano derivado de plantas para a engenharia de tecidos da pele. Tissue Eng Part A **2013**, 19 (13-14), 1507-1518. https://doi.org/10.1089/ten.tea.2012.0338.

(56) Zeugolis, D. I.; Li, B.; Lareu, R. R.; Chan, C. K.; Raghunath, M. Collagen Solubility Testing, a Quality Assurance Step for Reproducible Electro-Spun Nano-Fibre Fabrication. Uma nota técnica. J Biomater Sci Polym Ed **2008**, 19 (10), 1307-1317. https://doi.org/10.1163/156856208786052344.

(57) Fennessey, S. F.; Farris, R. J. Fabrication of Aligned and Molecularly Oriented Electrospun Polyacrylonitrile Nanofibers and the Mechanical Behavior of Their Twisted Yarns. Polymer (Guildf) **2004**, 45 (12), 4217-4225. https://doi.org/10.1016/j.polymer.2004.04.001.

(58) Law, J. X.; Liau, L. L.; Saim, A.; Yang, Y.; Idrus, R. Nanofibras de

colagénio electrospun e suas aplicações na engenharia de tecidos da pele. Tissue Eng Regen Med **2017**, 14 (6), 699-718. https://doi.org/10.1007/s13770-017-0075-9.

(59) Zeugolis, D. I.; Khew, S. T.; Yew, E. S. Y.; Ekaputra, A. K.; Tong, Y. W.; Yung, L. Y. L.; Hutmacher, D. W.; Sheppard, C.; Raghunath, M. Electro-Spinning of Pure Collagen Nano- Fibres - Just an Expensive Way to Make Gelatin? Biomaterials **2008**, 29 (15), 2293-2305. https://doi.org/10.1016/j.biomaterials.2008.02.009.

(60) Dong, B.; Arnoult, O.; Smith, M. E.; Wnek, G. E. Electrospinning of Collagen Nanofiber Scaffolds from Benign Solvents. Macromol Rapid Commun **2009**, 30 (7), 539-542. https://doi.org/10.1002/marc.200800634.

(61) Mbese, Z.; Alven, S.; Aderibigbe, B. A. Nanofibras à base de colagénio para regeneração da pele e aplicações em pensos para feridas. Polymers (Basel) **2021**, 13 (24). https://doi.org/10.3390/polym13244368.

(62) Englert, C.; Blunk, T.; Müller, R.; von Glasser, S. S.; Baumer, J.; Fierlbeck, J.; Heid, I. M.; Nerlich, M.; Hammer, J. Bonding of Articular Cartilage Using a Combination of Biochemical Degradation and Surface Cross-Linking. Arthritis Res Ther **2007**, 9 (3), 1-11. https://doi.org/10.1186/ar2202.

(63) Jayakrishnan, A.; Jameela, S. R. Glutaraldehyde as a Fixative in Bioprostheses and Drug Delivery Matrices. Biomaterials **1996**, 17 (5), 471- 484. https://doi.org/10.1016/0142- 9612(96)82721-9.

(64) Hafemann, B.; Ghofrani, K.; Gattner, H. G.; Stieve, H.; Pallua, N. Reticulação por 1-etil-3-(3-dimetilaminopropil)-carbodiimida (EDC) de uma membrana de colagénio/elastina destinada a ser utilizada como substituto dérmico: Efeitos sobre as caraterísticas físicas, bioquímicas e biológicas in vitro. J Mater Sci Mater Med **2001**, 12 (5), 437-446.

https://doi.org/10.1023/A:1011205221972.

(65) Torres-Giner, S.; Gimeno-Alcañiz, J. V.; Ocio, M. J.; Lagaron, J. M. Comparative Performance of Electrospun Collagen Nanofibers Cross-Linked by Means of Different Methods. ACS Appl Mater Interfaces **2009**, 1 (1), 218-223. https://doi.org/10.1021/am800063x.

(66) Schmidt, M. M.; Dornelles, R. C. P.; Mello, R. O.; Kubota, E. H.; Mazutti, M. A.; Kempka, A. P.; Demiate, I. M. Processo de extração de colágeno. Int Food Res J **2016**, 23 (3), 913-922.

(67) Zhou, Y.; Yao, H.; Wang, J.; Wang, D.; Liu, Q.; Li, Z. Síntese mais ecológica de fibras compostas de colagénio/hidroxiapatite electrospun com uma excelente microestrutura para a engenharia de tecidos ósseos. Int J Nanomedicine **2015**, 10, 3203-3215. https://doi.org/10.2147/IJN.S79241.

(68) Chen, Z. G.; Wang, P. W.; Wei, B.; Mo, X. M.; Cui, F. Z. Nanofibra de colagénio-quitosano electrospun: Uma matriz extracelular biomimética para células endoteliais e células musculares lisas. Ata Biomater **2010**, 6 (2), 372-382. https://doi.org/10.1016/j.actbio.2009.07.024.

(69) Bahria, H. Pesquisa Avançada em Engenharia Têxtil Electrospinning de Colágeno: Formação de Andaime Biomédico, Pesquisa Avançada em Engenharia Têxtil. **2017**, 2 (Tabela 1), 1-10.

(70) Szczepanczyk, P.; Szlachta, M.; Zlocista-Szewczyk, N.; Chlopek, J.; Pielichowska, K. Recent Developments in Polyurethane-Based Materials for Bone Tissue Engineering (Desenvolvimentos recentes em materiais à base de poliuretano para engenharia de tecidos ósseos). Polymers (Basel) **2021**, 13 (6). https://doi.org/10.3390/polym13060946.

(71) Kidoaki, S.; Kwon, I. K.; Matsuda, T. Mesoscopic Spatial Designs of Nano- and Microfiber Meshes for Tissue-Engineering Matrix and Scaffold Based on Newly Devised Multilayering and Mixing Electrospinning

Techniques. Biomaterials **2005**, 26 (1), 37-46.
https://doi.org/10.1016/j.biomaterials.2004.01.063.

(72) Duan, N.; Geng, X.; Ye, L.; Zhang, A.; Feng, Z.; Guo, L.; Gu, Y. Um andaime de engenharia de tecidos vasculares com nanofibras estruturadas em forma de concha formada por electrospinning coaxial e sua avaliação de biocompatibilidade. Biomedical Materials (Bristol) **2016**, 11 (3), 35007. https://doi.org/10.1088/1748-6041/11/3/035007.

(73) Townsend-Nicholson, A.; Jayasinghe, S. N. Cell Electrospinning: A Unique Biotechnique for Encapsulating Living Organisms for Generating Active Biological Microthreads/Scaffolds. Biomacromolecules **2006**, 7 (12), 3364-3369. https://doi.org/10.1021/bm060649h.

(74) Stankus, J. J.; Guan, J.; Fujimoto, K.; Wagner, W. R. Microintegrating Smooth Muscle Cells into a Biodegradable, Elastomeric Fiber Matrix. Biomaterials **2006**, 27 (5), 735-744.
https://doi.org/10.1016/j.biomaterials.2005.06.020.

(75) Alexander, F. A.; Johnson, L.; Williams, K.; Packer, K. Um estudo de parâmetros para andaimes de colágeno nanofibroso organizado para impressão 3D usando eletrofiação de gravação direta. Materiais **2019**, 12 (24). https://doi.org/10.3390/MA12244131.

(76) Sizeland, K. H.; Hofman, K. A.; Hallett, I. C.; Martin, D. E.; Potgieter, J.; Kirby, N. M.; Hawley, A.; Mudie, S. T.; Ryan, T. M.; Haverkamp, R. G.; Cumming, M. H. Nanoestrutura do colagénio electrospun: As fibras de colágeno eletrospun formam estruturas nativas? Materialia (Oxf) **2018**, 3 (julho), 90-96. https://doi.org/10.1016/j.mtla.2018.10.001.

(77) Stylianou, A. Microscopia de força atómica para nanobiomateriais à base de colagénio. J Nanomater **2017**, 2017.
https://doi.org/10.1155/2017/9234627.

(78) Hernández Rangel, A.; Casañas Pimentel, R. G.; San Martin Martinez, E. Melhoria das propriedades mecânicas dos tapetes electrospun de colagénio por nanotubos de halloysite. Journal of Materials Research and Technology **2022**, 20, 3592-3599. https://doi.org/10.1016/j.jmrt.2022.07.180.

(79) Bürck, J.; Heissler, S.; Geckle, U.; Ardakani, M. F.; Schneider, R.; Ulrich, A. S.; Kazanci, M. Resemblance of Electrospun Collagen Nanofibers to Their Native Structure. Langmuir **2013**, 29 (5), 1562-1572. https://doi.org/10.1021/la3033258.

(80) Chen, Z.; Mo, X.; He, C.; Wang, H. Interações intermoleculares em nanofibras electrospun do complexo colagénio-quitosano. Carbohydr Polym **2008**, 72 (3), 410-418. https://doi.org/10.1016/j.carbpol.2007.09.018.

(81) Drobota, M.; Gradinaru, L. M.; Vlad, S.; Bargan, A.; Butnaru, M.; Angheloiu, M.; Aflori, M. Preparação e caraterização de compósitos à base de colagénio electrospun para aplicações biomédicas. Materiais **2020**, 13 (18). https://doi.org/10.3390/ma13183961.

(82) Miele, D.; Catenacci, L.; Rossi, S.; Sandri, G.; Sorrenti, M.; Terzi, A.; Giannini, C.; Riva, F.; Ferrari, F.; Caramella, C.; Bonferoni, M. C. Solvente por processo assistido por DOE. Uma visão da contribuição do colagénio. Materials **2020**, 13, 4-6.

(83) Zarei, M.; Samimi, A.; Khorram, M.; Abdi, M. M.; Golestaneh, S. I. Fabricação e caraterização de andaimes condutores de nanofibras de polipirrol / quitosana / colágeno eletrospun para aplicação em engenharia de tecidos. Int J Biol Macromol **2021**, 168, 175-186. https://doi.org/10.1016/j.ijbiomac.2020.12.031.

(84) Zhou, T.; Sui, Baiyan; Mo, Z.; Sun. J.; Nanofibras multifuncionais e biomiméticas de colágeno de peixe / vidro bioativo: fabricação, atividade antibacteriana e indução da regeneração da pele in vitro e in vivo. Int J de Nanomedicina **2017,** (12) 3495-3507.

(85) Rho, K. S.; Jeong, L.; Lee, G.; Seo, B. M.; Park, Y. J.; Hong, S. D.; Roh, S.; Cho, J. J.; Park, W. H.; Min, B. M. Electrospinning of Collagen Nanofibers: Effects on the Behavior of Normal Human Keratinocytes and Early-Stage Wound Healing (Efeitos no Comportamento de Queratinócitos Humanos Normais e Cicatrização de Feridas em Estágio Inicial). Biomaterials **2006**, 27 (8), 1452-1461. https://doi.org/10.1016/j.biomaterials.2005.08.004.

(86) Rath, G.; Hussain, T.; Chauhan, G.; Garg, T.; Goyal, A.K.; Nanofibra de colagénio contendo nanopartículas de prata para aplicações melhoradas de cicatrização de feridas. J Drug Target **2016,** 24(6), 520-9.

(87) Tort, S.; Acarturk, F.; Besikci, A.; Avaliação do curativo de nanofibra carregado com doxiciclina-colágeno em três camadas. Int J Pharm **2017**, 529 (1-2), 642-653.

(88) Huang, L.; Nagapudi, K.; Apkarian, P. R.; Chaikof, E. L. Engineered Collagen - PEO Nanofibers and Fabrics. J Biomater Sci Polym Ed **2001**, 12 (9), 979-993. https://doi.org/10.1163/156856201753252516.

(89) Jirofti N, Golandi M, Movaffagh J, Ahmadi FS, Kalalinia F. Melhoria do processo de cicatrização de feridas através de nanofibras electrospun de mistura de quitosano/colagénio com curcumina: Estudos In Vitro e In Vivo. ACS Biomater Sci Eng **2021,** (8), 3886-3897. doi: 10.1021 / acsbiomaterials.1c00131. Epub 2021 Jul 14. PMID: 34256564.

(90) Zhao, X.; Gao, J.; Hu, X.; Guo, H.; Wang, F.; Qiao, Y.; Wang, L. Membranas nanofibrosas de colagénio/óxido de polietileno com melhor hemostase e citocompatibilidade para pensos de feridas. Ciências Aplicadas (Suíça) **2018**, 8 (8). https://doi.org/10.3390/app8081226.

(91) Sun L, Han J, Liu Z, Wei S, Su X, Zhang G. O fabrico fácil de nanopartículas antimicrobianas compatíveis com feridas encapsuladas em matrizes de quitosano colagénico para a inibição eficaz de infecções

polimicrobianas e reparação de feridas em queimaduras: Avaliações exaustivas in vivo. J Photochem Photobiol B **2019,** 197-111539.

(92) Derakhshan, M. A.; Nazeri, N.; Khoshnevisan, K.; Heshmat, R.; Omidfar, K. Nanofibras de PCL-Colagénio de três camadas contendo extrato de Melilotus Officinalis para a cicatrização de úlceras diabéticas num modelo de rato. J Diabetes Metab Disord **2022,** 21 (1), 313-321. https://doi.org/10.1007/s40200-022-00976-7.

(93) Tanha, S.; Rafiee-Tehrani, M.; Abdollahi, M.; Vakilian, S.; Esmaili, Z.; Naraghi, Z. S.; Seyedjafari, E.; Javar, H. A. O compósito de nanofibras/nanopartículas carregadas com G-CSF revestidas com colagénio promove a cicatrização de feridas in vivo; **2017;** Vol. 105. https://doi.org/10.1002/jbm.a.36135.

(94) Lin, J.; Li, C.; Zhao, Y.; Hu, J.; Zhang, L. M. Co-Electrospun Nanofibrous Membranes of Collagen and Zein for Wound Healing. ACS Appl Mater Interfaces **2012,** 4 (2), 1050-1057. https://doi.org/10.1021/am201669z.

(95) Yu, C.; Guan, G.; Glas, S.; Wang, L.; Li, Z.; Turng, L. S. Uma membrana basal biomimética composta por nanofibras e microfibras híbridas alinhadas com colágeno IV imobilizado e laminina para endotelização rápida. Biodes Manuf **2021,** 4 (2), 171-189. https://doi.org/10.1007/s42242-020-00111-6.

(96) Zhang, Z.; Lai, Y.; Yu, L.; Ding, J. Effects of Immobilizing Sites of RGD Peptides in Amphiphilic Block Copolymers on Efficacy of Cell Adhesion [Efeitos dos locais de imobilização de peptídeos RGD em copolímeros de bloco anfifílicos na eficácia da adesão celular]. Biomaterials **2010,** 31 (31), 7873-7882. https://doi.org/10.1016/j.biomaterials.2010.07.014.

(97) Zhang, Y. Z.; Venugopal, J.; Huang, Z. M.; Lim, C. T.; Ramakrishna, S.

Caracterização da Biocompatibilidade de Superfície das Nanofibras Electrospun PCL-Colagénio Utilizando Fibroblastos. Biomacromolecules **2005**, 6 (5), 2583-2589. https://doi.org/10.1021/bm050314k.

(98) Li, D.; Gao, Y.; Wang, Y.; Yang, X.; He, C.; Zhu, M.; Zhang, S.; Mo, X. Avaliação da biocompatibilidade e imunogenicidade de materiais de micro/nanofibras baseados em colagénio da pele de tilápia. J Biomater Appl **2019**, 33 (8), 1118-1127. https://doi.org/10.1177/0885328218820180.

(99) Xu, R.; Fang, Y.; Zhang, Z.; Cao, Y.; Yan, Y.; Gan, L.; Xu, J.; Zhou, G. Recent Advances in Biodegradable and Biocompatible Synthetic Polymers Used in Skin Wound Healing [Avanços recentes em polímeros sintéticos biodegradáveis e biocompatíveis usados na cicatrização de feridas cutâneas]. Materials **2023**, 16 (15), 1-21. https://doi.org/10.3390/ma16155459.

(100) He, W.; Ma, Z. W.; Yong, T.; Teo, W. E.; Ramakrishna, S. Fabrication of Collagen-Coated Biodegradable Polymer Nanofiber Mesh and Its Potential for Endothelial Cells Growth. Biomaterials **2005**,26 (36), 7606-7615. https://doi.org/10.1016/j.biomaterials.2005.05.049.

(101) Dulnik, J.; Denis, P.; Sajkiewicz, P.; Kolbuk, D.; Choinska, E. Biodegradação de nanofibras bicomponentes de PCL/Gelatina e PCL/Colagénio electrospun a partir de um sistema de solventes alternativos. Polym Degrad Stab **2016**, 130, 10-21. https://doi.org/10.1016/j.polymdegradstab.2016.05.022.

(102) Dalmoro, A.; Barba, A. A.; Lamberti, M.; Mazzeo, M.; Venditto, V.; Lamberti, G. Copolímeros aleatórios de L-lactídeo/s-caprolactona como materiais de entrega de medicamentos. J Mater Sci **2014**, 49 (17), 5986-5996. https://doi.org/10.1007/s10853-014-8317-x.

(103) Niu, Y .; Galluzzi, M. Scaffolds tubulares de nanofibra de ácido hialurônico / colágeno suportam a proliferação de células endoteliais, forma

fenotípica e endotelização. Nanomateriais **2021**, 11 (9).
https://doi.org/10.3390/nano11092334.

(104) Davison-Kotler, E.; Marshall, W. S.; García-Gareta, E. Fontes de
colagénio para biomateriais na cicatrização de feridas cutâneas.
Bioengenharia **2019**, 6 (3), 1-15.
https://doi.org/10.3390/bioengineering6030056.

ÍNDICE

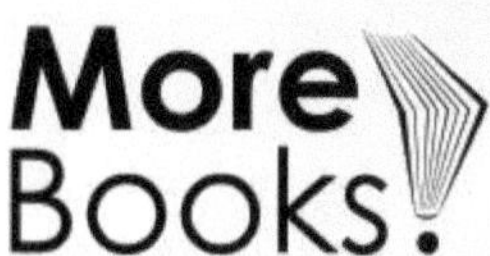

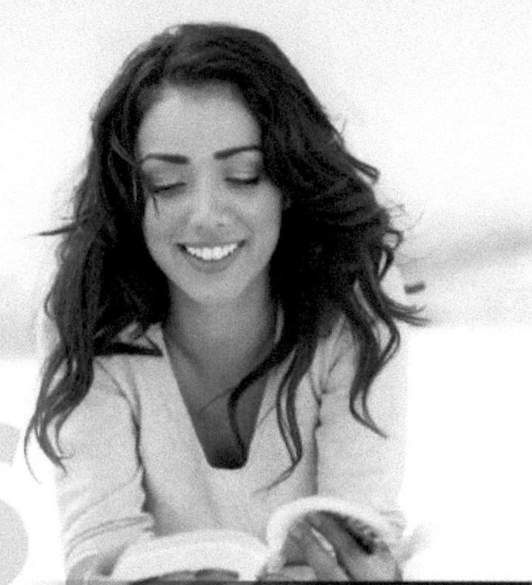

Buy your books fast and straightforward online - at one of world's fastest growing online book stores! Environmentally sound due to Print-on-Demand technologies.

Buy your books online at
www.morebooks.shop

Compre os seus livros mais rápido e diretamente na internet, em uma das livrarias on-line com o maior crescimento no mundo! Produção que protege o meio ambiente através das tecnologias de impressão sob demanda.

Compre os seus livros on-line em
www.morebooks.shop

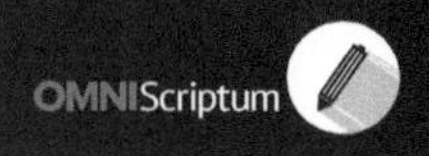

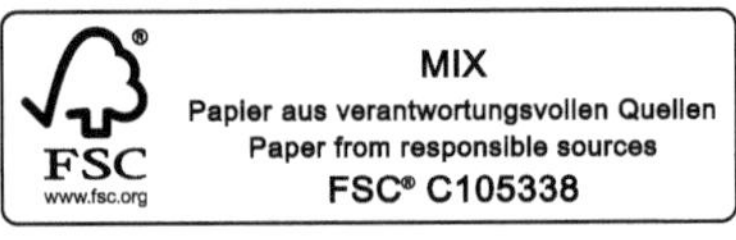

Printed by Books on Demand GmbH, Norderstedt / Germany